BEI GRIN MACHT SICH IHR WISSEN BEZAHLT

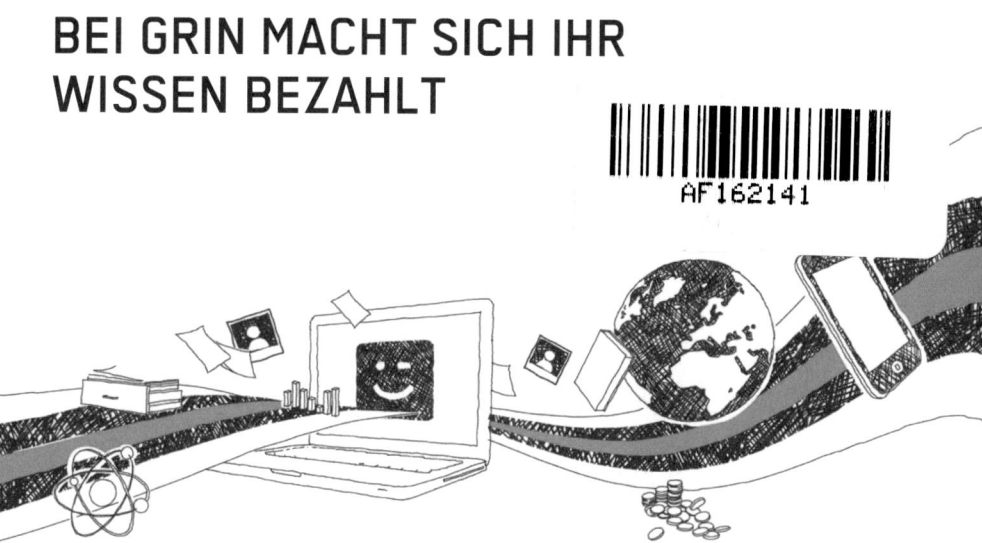

- Wir veröffentlichen Ihre Hausarbeit, Bachelor- und Masterarbeit

- Ihr eigenes eBook und Buch - weltweit in allen wichtigen Shops

- Verdienen Sie an jedem Verkauf

Jetzt bei www.GRIN.com hochladen und kostenlos publizieren

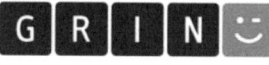

Kurskonzept zur Gewichts- und Körperfettreduktion

Laura Densch

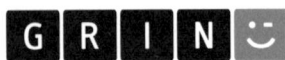

Bibliografische Information der Deutschen Nationalbibliothek:

Die Deutsche Nationalbibliothek verzeichnet diese Publikation in der Deutschen Nationalbibliografie; detaillierte bibliografische Daten sind im Internet über http://dnb.d-nb.de abrufbar.

ISBN: 9783389043325
Dieses Buch ist auch als E-Book erhältlich.

© GRIN Publishing GmbH
Trappentreustraße 1
80339 München

Alle Rechte vorbehalten

Druck und Bindung: Books on Demand GmbH, Norderstedt Germany
Gedruckt auf säurefreiem Papier aus verantwortungsvollen Quellen

Das vorliegende Werk wurde sorgfältig erarbeitet. Dennoch übernehmen Autoren und Verlag für die Richtigkeit von Angaben, Hinweisen, Links und Ratschlägen sowie eventuelle Druckfehler keine Haftung.

Das Buch bei GRIN: https://www.grin.com/document/1484040

Deutsche Hochschule für
Prävention und Gesundheitsmanagement
Hermann-Neuberger-Sportschule 3
66123 Saarbrücken

Projektarbeit

Name, Vorname	Densch, Laura
Studiengang	BEB
Studienmodul	Interdisziplinär
Datum Präsenzphase (siehe Ergebnisdokumentation)	06.11.2023- 08.11.2023
Projektthema	Betreuung zur Gewichts- und Körperfettreduktion
Aufgabenstellung	1 Darstellung der Organisation von Aufbau und Ablauf des Betreuungskonzeptes 4 Verhaltensmodifikation

Inhaltsverzeichnis

1 ORGANISATION DES KONZEPTES 4

1.1 Allgemeine Aufgaben und Ziele des Betreuungskonzeptes 4

1.2 Daten und Informationen zur Zielgruppe 4

1.3 Angabe der Teilnehmerzahl 5

1.4 Gesamtkursdauer, Anzahl der Einheiten pro Woche, Zeitpunkt und Dauer 5

1.5 Beschreibung des Betreuungspersonals 5

1.6 Darstellung der Räumlichkeiten, Vortragsmedien und Hilfsmittel 6

1.7 Darstellung der Konzeptinhalte 7

1.8 Daten des Eingangscheck einschließlich Anamnese 8

1.9 Darstellung der erhobenen Daten im Re- Test 9

1.10 Darstellung der Evaluation des Betreuungskonzeptes 10

2 VERHALTENSMODIFIKATION 11

2.1 Selbstbeobachtung 11

2.2 Stimuluskontrolle 12

2.3 Selbstverstärkung 12

2.4 Fremdverstärkung 13

2.5 Flexible Esskontrolle 13

2.6 Training sozialer Kompetenzen 14

2.7 Rückfallprophylaxe 14

3 LITERATURVERZEICHNIS 16

4 ABBILDUNGS- UND TABELLENVERZEICHNIS 16

4.1 Abbildungsverzeichnis 16

4.2 Tabellenverzeichnis 16

1 Organisation des Konzeptes

Im Nachfolgenden wird ein Kurskonzept zum Thema Gewichts- und Körperfettreduktion geplant und ausgearbeitet.

1.1 Allgemeine Aufgaben und Ziele des Betreuungskonzeptes

Mit der Durchführung des Kurskonzeptes verfolgen sowohl das Unternehmen als Dienstleister als auch die Klienten als Dienstleistungsnehmer verschiedene Aufgaben und Ziele. Das Unternehmen nimmt sich zur Aufgabe, den Kursteilnehmern effektiv Hilfestellung bei der Gewichtsreduktion zu geben. Durch effektive Methoden zur Gewichtsreduktion, sind die Teilnehmer erfolgreich ihre Ziele zu erreichen. Sind die Teilnehmer zufrieden mit ihrem Erfolg, dem Konzept und der Betreuung, schlägt sich das wiederrum positiv auf die Gewinnung neuer Kunden aus, da die Klienten anderen von ihren Erfolgen erzählen werden. Ein Ziel für das Unternehmen durch das Kurskonzept, ist die Förderung eines gesunden Lebensstils und dem schaffen eines gesundheitsbewussten Verhaltens bei den Teilnehmern.

Die Aufgabe der Teilnehmer besteht darin, ihre bisherigen Essgewohnheiten zu überdenken und sich bewusst für eine gesunde Ernährungsumstellung zu entscheiden.

Für die Teilnehmer steht an erster Stelle ihrer Ziele die erfolgreiche Gewichtsabnahme. Wichtig ist für sie keine kurzfristige Abnahme, sondern eine langfristige Gewichtsabnahme durch eine dauerhafte Ernährungsumstellung sowie der Entwicklung von gesunden Gewohnheiten die sie gut in ihren Alltag integrieren können.

1.2 Daten und Informationen zur Zielgruppe

Nachfolgend werden in einer Tabelle die Daten und Informationen zur Zielgruppe des Betreuungskonzeptes dargestellt.

Tabelle 1: Daten und Informationen zur Zielgruppe (eigene Darstellung, 2023)

Alter	Ab 18 Jahren
Geschlecht	Frauen und Männer
Sozialer Status	Mittlerer sozialer Status
Zeitlicher Verfügungsrahmen	Jeden Donnerstag für insgesamt 10 Wochen in der Zeit von 17:30 bis 18:30 Uhr

Tabelle 1: Daten und Informationen zur Zielgruppe (eigene Darstellung, 2023)

Ziele, Motive, Wünsche	Dauerhafte gesunde Ernährungsweise, Erreichen einer Gewichts- und Körperfettreduktion, Wohlbefinden steigern, Selbstbewusstsein fördern, Interessantes über eine gesunde Ernährung lernen, Gesundheit fördern/ verbessern

1.3 Angabe der Teilnehmerzahl

Das Kurzkonzept wird für einen Gruppenkurs im Bereich der Gewichts- und Körperfettreduktion geplant. Die Mindestanzahl an Kursteilnehmern liegt bei 5 Personen, die maximale Kursteilnehmeranzahl liegt bei 15 Personen.

1.4 Gesamtkursdauer, Anzahl der Einheiten pro Woche, Zeitpunkt und Dauer

Der Kurs findet über eine Gesamtdauer von 12 Wochen statt. Die Teilnehmer treffen sich einmal wöchentlich am Dienstagabend in der Zeit von 17:30 bis 18:30 Uhr. Die Uhrzeit des Kurses wurde bewusst ausgewählt, um auch Berufstätigen die Möglichkeit zu bieten an dem Kurs teilnehmen zu können.

1.5 Beschreibung des Betreuungspersonals

Zur Betreuung des Gewichtsreduktionskurses wird qualifiziertes Fachpersonal in den Bereichen Ernährung, Bewegung und Psychologie eingesetzt. Durch den Einsatz des Fachpersonals wird den Klienten eine umfassende Betreuung gewährleistet, die sowohl die psychologischen als auch die physischen Aspekte der Gewichts- und Körperfettreduktion berücksichtigt. Für den Bereich der Ernährung kommen Diätassistenten oder Ernährungsberater mit ähnlicher Qualifikation zum Einsatz. Diese sollten über verschiedene Weiterbildungen bzw. das nötige Fachwissen im Bereich der Gewichtsreduktion verfügen, um die Teilnehmer während der Kursdauer optimal betreuen zu können. Berufserfahrung im Bereich der Gewichtsreduktion wäre von Vorteil. Experten im Bereich Fitness und Sport haben Abschlüsse als Fitnessökonom oder im Bereich der Sportwissenschaften. Zertifizierungen von anerkannten Organisationen im Bereich Fitness und Gewichtsmanagement sollten vorhanden sein. Praktische Erfahrung im Beruf für die Gestaltung von effektiven Trainingsprogrammen ist wichtig.

Neben den Fachkräften der Bereiche Ernährung und Bewegung kommt zudem psychologisch geschultes Personal in Form von Psychologen oder Therapeuten zum Einsatz. Berufserfahrung für die Unterstützung von den Teilnehmern bei der Bewältigung von emotionalem Essverhalten, dem Stressmanagement und der Förderung der Verhaltensänderung während des gesamten Kurses sind von Vorteil.

1.6 Darstellung der Räumlichkeiten, Vortragsmedien und Hilfsmittel

Der Ernährungskurs findet in einem separaten Kurs- und Beratungsraum des Unternehmens statt. Dieser liegt an der Hinterseite des Gebäudes, angrenzend an eine große Grünfläche, sodass keine störenden Geräusche durch den Verkehr oder durch vorbeikommende Passanten zu einer Ablenkung führen. Der Beratungsraum bietet genügend Platz für die maximale Teilnehmerzahl von 15 Personen. Der Raum ist mit hellen Farben, Pflanzen und Bildern gestaltet und bietet den Teilnehmern eine freundliche und angenehme Atmosphäre. Durch ein großes Fenster kommt genügend Tageslicht in den Raum. Da der Kurs am Abend stattfindet, wurden spezielle Deckenlampen angebracht, die sich je nach Bedarf und Tageszeit in ihrer Helligkeit individuell einstellen lassen. So ist der Kursraum immer ausreichend beleuchtet. Der Raum verfügt zudem über eine Heizung, so dass im Herbst und Winter die Innenraumtemperatur angepasst werden kann. Zusätzlich ist der Raum mit bequemen Stühlen, einer Flipchart, einem Beamer inklusive Leinwand, einem Schreibtisch mit Laptop, einer Körperanalysewaage von Tanita, Stiften und einem Rednerpult ausgestattet.

Als Vortragsmedien dienen zum einen eine PowerPoint Präsentation, über die zu jeder Stunde eine Präsentation mit den Inhalten über den Beamer gezeigt wird. Zusätzlich kommt die Flipchart zum Einsatz. Hier können bei Bedarf Ideen der Teilnehmer aufgeschrieben und gesammelt werden. Nach den einzelnen Stunden erhalten die Teilnehmer zu dem jeweiligen behandelten Thema ein Handout, um das vermittelte Wissen noch einmal in Ruhe nachlesen zu können.

Als Hilfsmittel wird die Körperanalysewaage von Tanita benötigt, um eine aktuelle Bestandsaufnahme der Körperzusammensetzung der Teilnehmer zu haben. Um die PowerPoint Präsentation abspielen zu können, werden der Laptop, der Beamer und die Leinwand benötigt. Verschiedene Stifte werden für das Sammeln von Ideen während des Brainstormings an der Flipchart benötigt.

1.7 Darstellung der Konzeptinhalte

Im nachfolgenden werden tabellarisch die Konzeptinhalte zu den Bereichen Ernährung, Bewegung und Verhalten in zeitlicher Abfolge dargestellt.

Tabelle 2: Zeitliche Abfolge der Konzeptinhalte (eigene Darstellung, 2023)

Zeit	Konzeptinhalte
Woche 1	BIA- Analyse Vorstellung der Teilnehmer Individuelle Zielsetzung der Teilnehmer Vorstellung des Kurskonzeptes
Woche 2	Thema Übergewicht: Definition, BMI, Ursachen, Folgeerkrankungen, Grundlagen einer gesunden Ernährung mit den 10 Regeln der DGE Thema Trinken: individuelle Trinkmenge, für was benötigt der Körper Wasser, was passiert, wenn wir zu wenig trinken, Besprechung geeigneter Getränke
Woche 3	Thema Bewegung: Selbstreflexion des aktuellen Bewegungsverhaltens, die Bedeutung von regelmäßiger Bewegung zur Gewichtsreduktion, wie integriere ich mehr Bewegung in meinen Alltag, Erstellen eines Trainingsplanes, gemeinsames Gruppentraining
Woche 4	Thema Verhalten: Warum essen wir?, Achtsames Essen und bewusstes genießen
Woche 5	Thema Makronährstoff Eiweiß: Aufgaben und Funktionen, Unterteilung tierisches und pflanzliches Eiweiß, individueller Eiweißbedarf, Eiweißreiche Lebensmittel
Woche 6	BIA- Analyse Thema Makronährstoff Kohlenhydrate: Aufgaben und Funktionen, Unterscheidung einfache und komplexe Kohlenhydrate, individueller Bedarf, welche Lebensmittel enthalten Kohlenhydrate Exkurs Thema Zucker: hinter welchen Begriffen versteckt sich Zucker, maximale Zufuhrempfehlung, was passiert, wenn ich zu viel Zucker esse, Tipps zur Reduzierung von Zucker, gibt es gesunde Alternativen zum Zucker
Woche 7	Thema Bewegung: Welche Sportarten sind zur Gewichtsreduktion geeignet, Thema Cardio- Training und Fettverbrennung, Übungen für den Trainingsplan zum Thema Cardio- Training, gemeinsames Gruppentraining
Woche 8	Thema Verhalten: Stressmanagement und emotionales Essverhalten, Umgang mit Heißhungerattacken, Strategien zur Vermeidung von Stressessen
Woche 9	Thema Makronährstoff Fett: Aufgaben und Funktionen, Unterteilung der verschiedenen Fettsäuren, Bedarf, Folgen eines hohen Fettkonsums, Empfehlung DGE maximale Fettzufuhr, Exkurs: Thema Öle: welches Öl verwende ich wofür, was ist bei der Zubereitung zu beachten

Tabelle 2: Zeitliche Abfolge der Konzeptinhalte (eigene Darstellung, 2023)

Woche 10	Thema Bewegung: Krafttraining und Fettverbrennung, Grundlagen des Krafttrainings, Übungen für den Trainingsplan zum Thema Krafttraining, gemeinsames Gruppentraining
Woche 11	Thema Bewegung: welche Trainingsmöglichkeiten gibt es für den Outdoorbereich (Nordic Walking etc.), Tipps für das weitere Training, gemeinsames Gruppentraining
Woche 12	BIA- Analyse Tipps zur gesunden Mahlzeitenzusammensetzung, Vertiefung der Ernährungserkenntnisse, langfristige Methoden für die Ernährungsumstellung, Erfahrungsaustausch, Abschluss

1.8 Daten des Eingangscheck einschließlich Anamnese

Vor Beginn des Kurses wird mit jedem potentiellen Teilnehmer ein kurzes Kennenlerngespräch durchgeführt. Hierbei wird ganz kurz das Konzept vorgestellt, damit der zukünftige Teilnehmer weiß, was ihn während des Kurses inhaltlich erwartet. Anschließend wird ein Anamnesebogen ausgefüllt. Dieser fragt alle allgemeinen und biometrischen Daten ab. Hinzu kommen Fragen zu eventuell bereits durchgeführten Diäten, vorliegenden Allergien und Intoleranzen, aktuell einzunehmenden Medikamenten und Nahrungsergänzungsmitteln sowie Fragen zum Essverhalten (Mahlzeitenfrequenz, wann wird gegessen, wo wird gegessen) und wie viel der Teilnehmer aktuell trinkt.

Für den Bereich der Bewegung werden mit dem Teilnehmer zwei sportmotorische Tests, nämlich der 30 Sekunden Sit- Up- Test und der 20 m- Sprint durchgeführt.

Als Ausschlusskriterien für den Kurs gelten folgende Kriterien:
- Alter der Person < 18 Jahre
- Kursvertrag wurde nicht unterschrieben
- Vorauszahlung der Kursgebühr nicht möglich
- BMI > 30 kg/ m^2
- Vorliegende Schwangerschaft
- Teilnehmerin befindet sich in der Stillzeit
- Vorliegende Essstörungen
- Onkologische Erkrankungen

1.9 Darstellung der erhobenen Daten im Re-Test

Zu Beginn des Kurses, in Woche 6 und in Woche 12 wird mit jedem Teilnehmer vor Beginn der Kursstunde eine Körperanalyse mit der Tanita- Körperanalysewaage durchgeführt. So haben die Kursbetreuer sowie die Teilnehmer einen genauen Stand wie die Körperzusammensetzung vor dem Kurs war und wie sich diese während des Kurses, sowie zum Ende des Kurses verändert haben. Jeder Teilnehmer erhält dazu einen sogenannten Präventionscheck auf dem alle gemessenen Körperwerte bewertet in einem farblichen Schema abgebildet sind.

In der folgenden Abbildung ist ein Präventionscheck abgebildet.

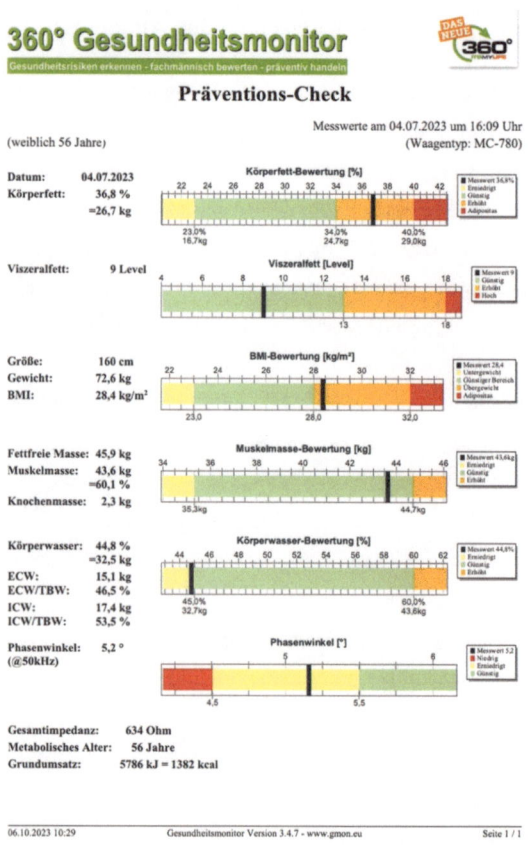

Abbildung 1: Präventionscheck einer Kursteilnehmerin (eigene Darstellung, 2023)

1.10 Darstellung der Evaluation des Betreuungskonzeptes

Nach dem Ende des Kurses ist es für das Unternehmen wichtig zu wissen, wie ihre Dienstleistung bei den Kunden angekommen ist und welche Verbesserungsvorschläge es gibt. Dazu bekommt jeder Teilnehmer einen anonymen Evaluationsbogen, in dem er zu verschiedenen Kategorien befragt wird.

Evaluationsbogen zum Kurskonzept

Angaben zur Person

Geschlecht	☐ Mann		☐ Frau		
Alter	☐ 18- 25 J.	☐ 25- 35 J.	☐ 35- 50 J.	☐ 50- 65 J.	☐ > 65 J.

Teilnahme an	☐ Einzelkurs	☐ Gruppenkurs

Zufriedenheit mit der Kursorganisation

Kursdauer	☐ Zu lang	☐ Zu kurz	☐ Genau richtig
Anzahl der Kurseinheiten	☐ Zu viele	☐ Zu wenige	☐ Genau richtig
Anzahl der Kursteilnehmer	☐ Zu viele	☐ Zu wenige	☐ Genau richtig

Zufriedenheit mit den Kursinhalten

Waren die Inhalte für Sie interessant?	☐ Ja	☐ Nein	☐ Einigermaßen
Haben die Inhalte Ihren Erwartungen entsprochen?	☐ Ja	☐ Nein	☐ Einigermaßen
Haben Sie durch den Kurs neues gelernt?	☐ Ja	☐ Nein	☐ Einigermaßen
Waren die Inhalte verständlich für Sie?	☐ Ja	☐ Nein	☐ Einigermaßen
Waren die Inhalte alltagstauglich?	☐ Ja	☐ Nein	☐ Einigermaßen
Konnten Sie die Inhalte gut in Ihren Alltag integrieren?	☐ Ja	☐ Nein	☐ Einigermaßen

Zufriedenheit mit dem Kurspersonal

Machte das Personal einen kompetenten Eindruck?	☐ Ja	☐ Nein	☐ Einigermaßen
Wurden Ihre Fragen ausreichend beantwortet?	☐ Ja	☐ Nein	☐ Einigermaßen
Wurden die Inhalte verständlich erklärt?	☐ Ja	☐ Nein	☐ Einigermaßen
Wirkte das Personal strukturiert?	☐ Ja	☐ Nein	☐ Einigermaßen
War das Personal empathisch und authentisch?	☐ Ja	☐ Nein	☐ Einigermaßen

Allgemeine Zufriedenheit

Haben Sie ausreichend praktische Empfehlungen bekommen?	☐ Ja	☐ Nein	☐ Einigermaßen
Haben Sie genug Infomaterialien bekommen?	☐ Ja	☐ Nein	☐ Einigermaßen
Würden Sie den Kurs weiterempfehlen?	☐ Ja	☐ Nein	☐ Einigermaßen

Ihre Verbesserungsvorschläge

_____

_____

Abbildung 2: Evaluationsbogen zum Kurskonzept (eigene Darstellung, 2023)

2 Verhaltensmodifikation

2.1 Selbstbeobachtung

Unter der Selbstbeobachtung wird eine diagnostische Methode als auch eine Technik zur Selbstkontrolle verstanden. Sie beinhaltet das Beobachten und Registrieren von eigenen sichtbaren oder versteckten Verhaltensweisen. Ohne das problematische Verhalten in den jeweiligen Situationen aufzudecken und das Ergebnis festzuhalten, ist eine Verhaltensmodifikation nicht denkbar. Durch die Selbstbeobachtung wird nicht nur das Fehlverhalten aufgezeigt, sondern auch bereits verändertes Verhalten sichtbar (Linden & Hautzinger, 2015). Im Falle der Verhaltensmodifikation im Bereich der Gewichtsreduktion, werden die Teilnehmer ein Ernährungsprotokoll schreiben. In dem Protokoll wird die Lebensmittelauswahl erfasst, sowie die Trinkmenge, die Esssituation und das aktuelle Befinden.

Tabelle 3: Auszug aus einem Ernährungsprotokoll (eigene Darstellung, 2023)

Uhrzeit	Was habe ich gegessen?	Was habe ich getrunken?	Wo habe ich gegessen und mit wem?	Wie habe ich mich dabei gefühlt?
Frühstück 7 Uhr	2 Brötchen mit Salami, Edamer, Butter, Tomate und Gurke	250 ml Kaffee mit Milch und Zucker	Zuhause am Esstisch, alleine	Hungrig, müde
Zwischenmahlzeit 10 Uhr	Joghurt mit Haferflocken und Apfel	250 ml Wasser	Auf Arbeit am Schreibtisch, alleine	Gestresst
Mittagessen 13 Uhr	Spaghetti Bolognese mit kleinem Salat	250 ml Cola	Kantine, mit Kollegen	Gestresst, da es viel zu tun gibt, hungrig
Zwischenmahlzeit 16 Uhr	Nutellabrot	250 ml Kaffee mit Milch und Zucker	Auf Arbeit am Schreibtisch, alleine	Energielos, unmotiviert
Abendessen 19 Uhr	Pizza „Thunfisch"	250 ml Wasser 200 ml Rotwein	Zuhause am Esstisch, mit der Familie	Hungrig, etwas müde, Freude wegen Zeit mit der Familie

Ziel des Ernährungsprotokolls ist es, dass Essverhalten genau zu registrieren, dann die Auslöser zu analysieren und anhand dessen alternative Verhaltensweisen gemeinsam abzusprechen.

2.2 Stimuluskontrolle

Die Stimuluskontrolle bezeichnet das beeinflussen von direkt beobachtbarem oder verdecktem Verhalten, durch geplante Anwendung und Kontrolle der dem Zielverhalten vorausgehenden Reizbedingungen. Sie zählt als das im Alltag am häufigsten gebrauchte Mittel um bestimmte Reaktionen hervorzurufen oder zu unterbinden. Die Person lernt nach mehrfach gemachter Erfahrung, dass bei bestimmten Reizbedingungen ein bestimmtes Verhalten die Wahrscheinlichkeit einer positiven Konsequenz erhöht, ein anderes Verhalten dieses reduziert. Stimuli können rasch eine Generalisierung erfahren, sodass unter vielen Reizbedingungen das Verhalten auftreten kann (Linden & Hautzinger, 2015). Durch die Stimuluskontrolle werden neue Gewohnheiten erlernt und alte Gewohnheiten abgelegt werden. Durch verschiedene Tricks beim Essverhalten, können diese neuen Gewohnheiten erlernt werden.

Tabelle 4: Tricks zum Essverhalten (eigene Darstellung, 2023)

Trick zum Essverhalten	Begründung
Langsames, bewusstes essen	Sättigungsgefühl tritt ein
Mahlzeitenrhytmus einhalten	Heißhungerattacken vermeiden
Gründlich kauen	Bessere Verdauung

Die Tricks zum Essverhalten werden Schrittweise integriert um eine Überforderung der Teilnehmer zu vermeiden.

2.3 Selbstverstärkung

Unter der Selbstverstärkung wird der Prozess verstanden, bei dem eine Person kontingent auf die Ausführung eines vorher festgelegten Zielverhaltens sich selbst einen positiven Verstärker darbietet (positive Selbstverstärkung) bzw. einen aversiven Reiz entfernt (negative Selbstverstärkung) (Linden & Hautzinger, 2015).

Ein Beispiel für eine positive Selbstverstärkung könnte sein, dass sich ein Teilnehmer des Kurses als Ziel gesetzt hat, in einem Monat 2 kg abzunehmen. Hat er dieses Ziel geschafft, kauft er sich als materiellen Verstärker neue Schuhe. Er setzt somit einen positiven Reiz, um seine Ziele weiterhin motiviert zu verfolgen. Eine negative Selbstverstärkung wäre, dass wenn er sein vereinbartes Ziel der Gewichtsabnahme schafft, weil er in diesem Monat keine Süßigkeiten gegessen hat.

2.4 Fremdverstärkung

Fremdverstärkung geht von der sozialen Umwelt einer Person aus. Soziale Verstärker sind ökonomisch, da sie kostenlos sind und immer zur Verfügung stehen. Soziale Verstärker erzielen sowohl spezifische als auch unspezifische Wirkungen. So kann z.b. Lob und Zuwendung zu positiven Verhaltensbeobachtungen des Klienten führen. Zudem zeigen Personen im Bereich der Gewichtsreduktion bessere Ergebnisse, wenn sie in hohem Maße auf soziale Unterstützung zurückgreifen können. In die soziale Unterstützung zählen sowohl die Familienmitglieder als auch der Aufbau eines sozialen Netzes (Margraf & Schneider, 2009).

Ein Beispiel der Fremdverstärkung kann sein, dass die Familie des Kursteilnehmers ihn bei der Ernährungsumstellung unterstützt und dadurch die ganze Familie nun ihre Ernährung umstellt. Zusätzlich geht er zusammen mit seiner Frau dreimal pro Woche ins Fitnessstudio. Als Belohnung nach dem Kurs gibt es für die ganze Familie einen Ausflug in den Freizeitpark.

2.5 Flexible Esskontrolle

Die flexible Esskontrolle sieht die entsprechenden Verhaltensweisen und Einstellungen nicht als zeitlich begrenzte Vorschrift an, sondern als zeitlich überdauernde Langzeitstrategie. Auch bei der Strategie der flexiblen Esskontrolle steht die Beschränkung der täglichen Nahrungsaufnahme und der Verzehr energiearmer Lebensmittel im Vordergrund. Jedoch kann bei der flexiblen Esskontrolle die Vielfalt der Lebensmittel genossen werden. Der Klient hat hier verschiedene Verhaltensspielräume mit der Möglichkeit zur Verhaltenskorrektur. Die Flexibilität bezieht sich auf die Auswahl der zu verspeisenden Lebensmittel, als auch auf deren Menge. Die Verhaltensspielräume zur Korrektur sind so für die Klienten größer und zeitlich weiter gefasst. Den Klienten werden so immer Handlungsspielräume offengehalten. Bleiben den Klienten diese Handlungsspielräume nicht, kann es zu unerwünschten Trotzreaktionen von Seiten des Klienten kommen. Um eine dauerhafte Gewichtsreduktion zu erreichen, ist die flexible Esskontrolle deutlich effektiver als andere Methoden (Margraf & Schneider, 2009).

In der Praxis könnte die flexible Esskontrolle folgendermaßen aussehen. Ein Klient isst gerne Gummibärchen. Durch die flexible Esskontrolle wird mit dem Klienten vereinbart, statt täglich eine Packung Gummibärchen zu essen, pro Woche nur noch 4 Packungen zu essen. Wie der Klient sich diese innerhalb der Woche einteilt, ist dabei ihm alleine überlassen. Dem Klienten wird somit in einer festgelegten Struktur trotzdem noch genügend eigener Handlungsfreiraum gelassen. Durch diese Strategie kommt es schrittweise zur Reduktion dieser Wochenmenge bis das gewünschte Ziel (z.B. eine Packung pro Woche) erreicht ist.

2.6 Training sozialer Kompetenzen

Unter der sozialen Kompetenz versteht man die Fähigkeit, eigene Ansprüche zu formulieren und diese zu verwirklichen. Dazu gehört es auch, eigene Ansprüche zu haben, sich zu trauen diese zu äußern und die Fähigkeit zu verfügen, die eigenen Ansprüche sozial angemessen durchzusetzen.

Im Rahmen des Gewichtsreduktionskurses geht es darum, diese sozialen Kompetenzen zu erwerben, um sich in sozialen Situationen zu behaupten und mit negativem Feedback umgehen zu können. Im Training der sozialen Kompetenzen steht somit das Einüben solcher Situationen im Vordergrund. Dies kann durch ein Rollenspiel geschehen. Der äußere Rahmen sollte dabei so wirkungsgetreu gestaltet sein und das Rollenspiel wird so lange wiederholt, bis der Inhalt, die Mimik und Gestik, die Lautstärke sowie die Körperhaltung entsprechend der Situation eingenommen wurden. Um dies zu erreichen, kann der Berater währenddessen verschiedene Hilfestellungen geben (Pieter & Dornberg, 2021).

2.7 Rückfallprophylaxe

Um die Klienten auch nach dem Kurs weiterhin optimal zu betreuen und die Langzeiteffekte zu verbessern, werden verschiedene Maßnahmen zur Rückfallprophylaxe besprochen. Zunächst sollte mit den Klienten geprüft werden, was überhaupt ein Rückfall für sie wäre. Dies könnte zum Beispiel eine erneute Gewichtszunahme oder die Rückkehr zu ungesundem Essverhalten sein. Um diese Rückfälle zu bewältigen, werden verschiedene Strategien dafür erarbeitet.

Ein Rückfall soll den Klienten deutlich machen, dass sie kein Zeichen für eine totale Katastrophe sind, sondern ihn eher wachrütteln wieder genauer sein Verhalten zu beobachten und eingeschlichene Fehler zu verändern. Damit wird der Gefahr vorgebeugt, dass die Klienten negative Gedanken über sich selbst zu lassen („Ich bin ein hoffnungsloser Fall daher wusste ich ja, dass es wieder nicht klappen wird."). Auch soll es dem Klienten dadurch bewusstwerden, dass ein Rückfall jederzeit möglich sein kann und die Gefahr wieder in alte Verhaltensmuster hineinzugelangen sehr groß ist (Herpertz et al., 2022). Ein Beispiel für eine Maßnahme zur Rückfallprophylaxe sind Folgetreffen. Diese Folgetreffen finden mit den Klienten nach den 12 Wochen des Kurses statt. Die Gruppe trifft sich hierzu einmal im Monat. So können sich die Kursteilnehmer untereinander austauschen und bei eventuell aufgetretenen Fragen können sie sich bei diesen Treffen an den Coach wenden. Zusätzlich werden in diesen Treffen die gesetzten Ziele überprüft und der aktuelle Stand ermittelt. So kommt es für die Klienten zu einer ständigen Auseinandersetzung mit eventuellen Risikosituationen und erhöht so die Aufrechterhaltung der vereinbarten Strategien. Merkt der Berater nach dem Ende des Termins, dass weiterer Bedarf ist, wird am Ende der Sitzung ein weiterer Termin vereinbart.

3 Literaturverzeichnis

Hautzinger, M. & Linden, M. (2015). *Verhaltenstherapiemanual, Psychotherapie: Praxis.* Heidelberg: Springer Verlag Berlin.

Herpertz, S. et al. (Hrsg.) (2022). Handbuch Essstörungen und Adipositas. Springer- Verlag.

Margraf, J. & Schneider, S. (2009). Lehrbuch der Verhaltenstherapie. Band 2. (3. Aufl.). Heidelberg: Springer Verlag Berlin.

Margraf, J. & Schneider, S. (2009). *Lehrbuch der Verhaltenstherapie. Band 3. Störungen im Kindes- und Jugendalter.* Heidelberg: Springer Verlag Berlin.

Pieter, A. & Dornberg, A. (2021). *Studienbrief Ernährungspsychologie* (rev. 26.040.000). Saarbrücken: Deutsche Hochschule für Prävention und Gesundheitsmanagement.

4 Abbildungs- und Tabellenverzeichnis

4.1 Abbildungsverzeichnis

Abbildung 1: Präventionscheck einer Kursteilnehmerin (eigene Darstellung, 2023)

Abbildung 2: Evaluationsbogen zum Kurskonzept (eigene Darstellung, 2023)

4.2 Tabellenverzeichnis

Tabelle 1: Daten und Informationen zur Zielgruppe (eigene Darstellung, 2023)

Tabelle 2: Zeitliche Abfolge der Konzeptinhalte (eigene Darstellung, 2023)

Tabelle 3: Auszug aus einem Ernährungsprotokoll (eigene Darstellung, 2023)

Tabelle 4: Tricks zum Essverhalten (eigene Darstellung, 2023)

BEI GRIN MACHT SICH IHR WISSEN BEZAHLT

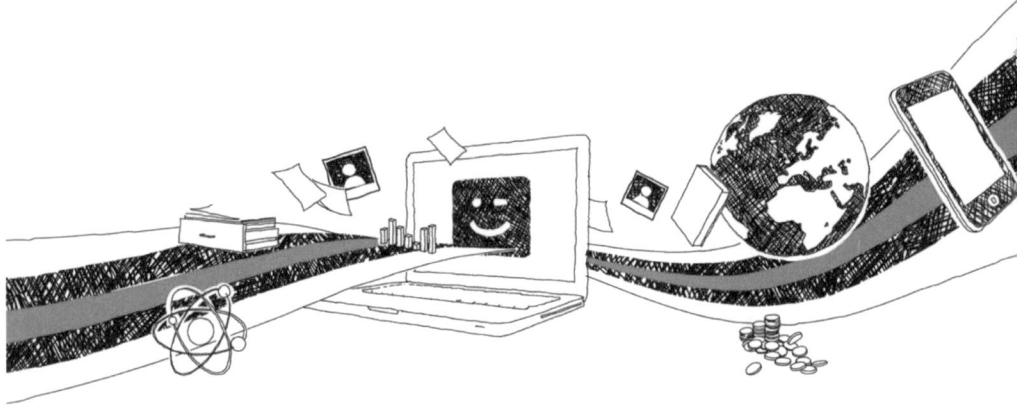

- Wir veröffentlichen Ihre Hausarbeit, Bachelor- und Masterarbeit

- Ihr eigenes eBook und Buch - weltweit in allen wichtigen Shops

- Verdienen Sie an jedem Verkauf

Jetzt bei www.GRIN.com hochladen und kostenlos publizieren

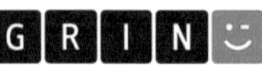